I0787072

Du weißt, Du bist schwanger, wenn…

Lustige Weisheiten von (ehemals) Schwangeren für Schwangere

Du weißt, Du bist schwanger wenn...

Kerstin Hohenstein
»Du weißt, Du bist schwanger, wenn…«

© 2018 Kerstin Hohenstein

Alle Rechte vorbehalten

Vorwort

„Schatz, wir sind schwanger!" Mit diesem Satz teilte ich
meinem Mann die frohe Botschaft mit. Wir waren beide
voller Freude und guten Mutes. Was die nächsten
Monate auf mich zukam war eine Mischung aus
unglaublich schönen, lustigen, nervigen, unangenehmen
und beschämenden Begebenheiten rund um meinen
Bauch – denn der stand nun im Mittelpunkt meines
Lebens.

Die Erfahrungen in der Schwangerschaft sind so
vielfältig und wertvoll, dass sie zu schade sind, um sie
für sich zu behalten. Also entschied ich mich privat
andere schwangere Frauen und Mütter nach ihren „Oh
ja! Ich bin schwanger"-Momenten zu fragen. Das
Ergebnis ist diese Sammlung.

Der Zweck dahinter verfolgt mehrere Ziele:

1.   Schwangere aufzumuntern, wenn es mal hart
     ist.
2.   Schwangeren zu zeigen, dass sie bei ihren
     Erlebnissen nicht alleine sind.
3.   Frauen, die noch nie schwanger waren, ein
     klitzekleines Bisschen vorzubereiten, auf neun
     sehr lange und intensive Monate…

Zur Verwendung schlage ich folgendes Vorgehen vor.
Machen Sie sich eine Tasse Tee, setzen Sie sich auf
Ihre Couch, nehmen Sie die Erfahrungen und lesen Sie
langsam jede einzelne davon. Nach jeder Erfahrung
halten Sie kurz inne und fragen sich selbst, ob Ihnen
das bekannt vorkommt. Versetzen Sie sich zurück in die
Momente, in denen Ihnen das gleiche oder ähnliches
widerfahren ist. Schmunzeln nicht vergessen.

Falls Sie noch nicht schwanger sind oder waren – dann
stellen Sie sich vor, wie Sie in diesen Situationen
reagieren und freuen sich auf einen positiven
Schwangerschaftstest.

Es grüßt sehr herzlich

Kerstin Hohenstein

...Du Deine Ausflüge nach der Toilettendichte
planst.

-Verena G., St. Augustin

...Du immer wieder die Hand auf Deinen Bauch
legst und lange vor Dich hin grinst.

-Sybille A., Berlin

...Du einen Babynamen suchst und feststellst,
dass Du viele Leute mit bestimmten Namen nicht
magst.

-Maja I., Regensburg

...Du zu Tränen gerührt wirst, als Du im
Vorbeigehen mitbekommst wie irgendeine
Angestellte bei „Undercover Boss" bei RTL eine
Beförderung bekommt als „Erste weibliche
Filialleiterin von Pitstop".

-Susanne W., Wiesbaden

...Du mitten in Nacht aufwachst und nicht mehr schlafen kannst, weil im Kühlschrank eine Dose Makrelen steht und Du es nicht mehr bis zum Frühstück abwarten kannst sie zu essen.

-Nora N., Heidelberg

...die tägliche Körperpflege zur akrobatischen Hochleistungsübung wird.

-Esra O., Witzeeze

...Du beim Einkaufen an der Kasse vorgelassen
wirst, und Dir Dich dabei fragst, ob Du wirklich so
hilfsbedürftig aussiehst.

-Sandy E., Chemnitz

...Du losheulst, weil Dein Mann sagt er kommt
später nach Hause.

-Wilma U., Freiburg

...Du auf einmal einen unglaublichen
Ordnungswahn bekommst und Dich jeder kleine
Krümel auf dem Boden zur Weißglut bringt.

-Tina R., Seligenstadt

...Du bei der Werbung von Google in Tränen
ausbrichst.

-Maria L., Hamburg

…Du alle Deine High Heels liebst, aber Flip Flops, Sandalen und alles, was bequem am Fuß sitzt ohne zu zögern vorziehst.

-Heidi B., Metzingen

…Dein kleiner Snack zwischendurch dem entspricht, was Du vor der Schwangerschaft während einer ganzen Woche 24/7 eingeschlossen im all-you-can-eat-Restaurant gegessen hast.

-Marga U., Wiesbaden

…Du Dokumentationen über Schwangerschaft
und Geburt Wort für Wort mitsprechen kannst und
Du sie trotzdem wieder und wieder anschaust.

-Kerstin Ö., Passau

…Dir das Geschlecht egal ist, Hauptsache, es sind
keine Zwillinge oder – Gott bewahre – Drillinge.

-Ariane E., Gießen

...Du vier Packungen Nugat-Muscheln holen
musst, nur um sicher zu gehen, dass es auch
reicht für den kleinen Hunger zwischendurch.

-Sherry P., Kaiserslautern

...Du ein neues Möbelstück geliefert bekommen
hast und es nicht abwarten kannst es endlich
aufzubauen und wenn der Partner nicht gleich
mitmachen will, Du vor Wut platzen könntest!

-Josy R., Bad Neuenahr

...Du alle fünf Minuten das Gefühl hast auf die
Toilette zu müssen.

-Mia D., Homburg

...Du an manchen Tagen echt von allem und
jedem genervt bist.

-Steffie Ü., Bautzen

...Du die Treppe ins 1. OG läufst und denkst, Du
bist einen Marathon gelaufen.

-Neda I., Freising

...Du vor den Spiegel stehst und denkst, dass Du
bist die schönste im ganzen Land bist und am
nächsten Tag Dich nicht aus dem Haus traust, weil
Du Dich unwohl fühlst und denkst, dass Du
einfach nur furchtbar unansehnlich bist.

-Vera F., Hainburg

... Du erst die beste Laune hast und im nächsten
Moment einfach nur heulen oder ausrasten
könntest – ohne Grund natürlich.

-Kim D., Mainz-Kastell

...Du ständig Sodbrennen hast und mittlerweile
diese Magengels auch nicht mehr wirklich helfen.

-Tonja L., Bonn

...Du Wassereinlagerung in den Händen und
Beinen hast.

-Melanie M., Ahrheiligen

...Du ständig Babys um Dich herum siehst und
anfängst zu fantasieren, wie Deines im Bauch
aussehen könnte.

-Josephine von W., Gera

…Du im Beruf alles vergisst und nur noch Bammel
vor der Geburt hast.

-Mareike K., Hannover

…Du spazieren gehst und auf einmal überholt
Dich eine 70jährige.

-Anna M., Lippstadt

...Du Dinge riechen kannst, die normalerweise nur
ein Hund mit seiner Supernase erschnuppern
kann.

-Nadine M., Hanau

...Deine Brustwarzen extrem empfindlich werden.

-Milana K., Unna

...Du wegen jeder Kleinigkeit am liebsten alles zerstören würdest.

-Franziska S., Potsdam

...Du Deinen Mann/Freund rauswirfst, weil er das Ei hat fallen lassen, welches Du unbedingt essen wolltest.

-Phuong N., Gleiwitz

...Du am liebsten all Dein Geld ausgeben willst,
um noch mehr Babysachen zu kaufen.

-Monica C., Bad Oldeslohe

...Du der Experte für Babygrößen, -kleidung und
Möbelaufbau bist, von aktuellen Nachrichten aber
keine Ahnung mehr hast.

-Cindy H., Kassel

...Du Träume von Monsterbabys, Aliens oder
Fünflingen hast.

-Nadja I., Erlensee

...Du feststellst, dass Du schon zum dritten Mal die
Woche Staub gesaugt hast und es wieder aussieht
wie im Schweinestall.

-Svenja H., Coburg

...Du nachts nicht mehr schlafen oder überhaupt liegen kannst, dafür aber den ganzen Vormittag verpennst, nach dem Aufstehen aber erstmal ein Nickerchen benötigst.

-Celine E., Tuttlingen

...Du vom Lachanfall in eine Depression verfällst und nicht weißt warum, darüber grübelst und dann das Prozedere wieder von vorne anfängt.

-Tanja S., Frankenberg

...der Test positiv war.

-Anja F., Alzey

...der Gynäkologe das Resultat bestätigt hat!

-Anja F., Alzey

... Deine Sneakers mit der Schnürung von vor vier
Monaten nicht mehr passen, weil Du fette Füße
bekommen hast.

-Sonja K., Münster

...Du anfängst in Wochen zu rechnen!

-Linda H., Osnabrück

...Dein Partner das Bett nicht mehr mit Dir teilt,
weil Du auf von heute auf morgen schnarchst wie
ein Seelöwe.

-Tine F., Friedrichsthal

...Du zum Kühlschrank gehst und vergessen hast,
was Du wolltest, Dich wieder hinsetzt, es Dir
einfällt, aber Du es beim Kühlschrank
angekommen schon wieder vergessen hast.

-Silke M., Bingen

...Dir mehr Haare am Körper als auf dem Kopf
wachsen.

-Stefanie R., Schwarzenborn

...Du nachts anfängst den Kühlschrank zu
plündern, ganz ohne Dich in irgendeinerweise ein
schlechtes Gefühl zu haben, auch wenn für
Deinen Mann am nächsten Morgen kein Frühstück
mehr vorhanden ist.

-Julia W., Ulm

...Du mehr über der Kloschüssel hängst als drauf
sitzt.

-Norma S., Bremen

...Du man nach dem Pipi machen immer das
Klopapier untersuchst und hofft, kein Blut zu
sehen.

-Fulya E., Bergen-Enkheim

...Deine Körpertemperatur plötzlich dem Spruch
„einen Braten in die Röhre schieben" einen Sinn
gibt.

-Iza H., Düren

...Dein Liebster sich abends im Bett an Dir die
Füße wärmt und nicht umgekehrt.

-Kristina M., Erfurt

…Du übelriechende Flatulenzen hast und vor Dir
selbst wegrennen könntest.

-Melania K, Sonthofen

...Du es auf einmal total toll findest, wenn der Dein
Bauch dicker wird.

-Frauke J., Konstanz

...jeder alles besser weiß.

-May P., Koblenz

...nie das im Haus ist, worauf Du gerade Appetit
hast.

-Elisa O., Barmstedt

...Du morgens nicht nach einem eleganten,
sondern bequemen Outfit Ausschau im Schrank
hältst.

-Marina N., Gaggenau

...Du vor jedem Termin beim Frauenarzt vor
Aufregung fast einen Herzinfarkt bekommst.

-Heike K., Kleve

…Leute Dir Ratschläge geben, die man gar nicht braucht.

-Stephanie L., Jessen (Elster)

...Leute Dich angucken und dann mal eben so das Geschlecht bestimmen und vollkommen überzeugt sind, Recht zu haben.

-Monika S., Miesbach

...Du Dich über die wiederkehrende Übelkeit freut,
weil sie plötzlich einen Tag ausgesetzt hat und
man sich schon Sorgen gemacht hat.

-Ida T., Dohna

... Dir Dein heißgeliebter Kaffee nicht mehr
schmeckt.

-Magdalena W., Calw

...Dein Freund die letzte Salzgurke isst, aber Du
das Gurkenwasser austrinkst.

-Pia B., Frankfurt/Main

...Du auf einmal Sushi, Hackepeter und überhaupt
alles, was man plötzlich nicht mehr essen darf,
unbedingt essen willst.

-Viky J., Celle

...Du lachend gefragt wirst, ob es wirklich
Pellkartoffeln mit Kartoffelbrei zu essen gibt und
Du Deinem Mann erklären musst, dass Du
Kartoffeln für Kartoffelbrei gekocht hast, Dir das
aber zu lange gedauert hat und Du
währenddessen Kartoffelbrei aus Pulver angerührt
hast, um so zwei Minuten früher essen zu können.

-Marianne K., Ilmenau

...die Wartezeit bis zum nächsten Termin beim
Frauenarzt Dir wie eine Ewigkeit vorkommt.

-Ina N., Heidelberg

…Du mehr Klamotten kaufst als in den letzten fünf Jahren zusammen – nur eben nicht für Dich.

-Jessica L., Traunstein

…Du Deinen Autoschlüssel im Kühlschrank findest.

-Sandra H., Usingen

…Du Deine Füße nur noch auf Bildern sehen
kannst.

-Aileen A., Verden (Aller)

…jeder ohne Vorwarnung Deinen Bauch streichelt.

-Magda D., Höxta

…Du morgens aufwachst und Dich fürchtest, dass
Greenpeace vor der Tür steht, um Dich wieder in's
Meer zu schieben.

-Helene R., Hattingen

…Du kalte Spaghetti Carbonara als Hochgenuss
zum Frühstück isst.

-Regina O., Idar-Oberstein

…Du die Größe Deines Bauches falsch einschätzt
und doch nicht durch die Lücke in der
Menschenmenge passt.

-Irmina E., Bad Nauheim

…Du wegen Deiner Stützstrümpfe keine Röcke
und Sandalen mehr tragen kannst.

-Sophie W., Berlin

…Du Dich jedes Mal ärgerst, wenn Dir etwas
runterfällt, und Du dann überlegst, ob es sich
wirklich lohnt sich jetzt zu bücken um es
aufzuheben oder ob Du es einfach erstmal liegen
lässt bis nach der Geburt.

-Linh N., Bützow

…Du in der Werbepause alle 30 Sekunden auf
etwas anderes Heißhunger bekommst.

-Kerstin M., Göppingen

…Du den halben Tag mit einem riesigen Fleck auf
Deinem Shirt unterwegs bist, weil Du einfach diese
Hälfte Deines Bauchs nicht sehen kannst und Dich
immer genau dort anpatzt.

-Nadja Y., Frankfurt/Main

…Du Deinen Mann friedlich neben Dir schlafen
siehst und Du ihn dafür am liebst verprügeln
möchtest.

-Lina K., Lauchhammer

…Du in den vollen Kleiderschrank schaust und die
Aussage „Ich habe nichts zum anziehen" leider
wirklich stimmt.

-Lisa M., München

…Du Deine kleinen Handtaschen nicht mehr
benutzen kannst, weil da der Mutterpass nicht
reinpasst.

-Caire B., Düsseldorf

…Du keine Brüste mehr, sondern Euter hast.

-Maria J., Bremen

…Du im Meeting kein Wort mitbekommst, weil in Deinem Bauch so Randale herrscht und Du komplett abgelenkt bist.

-Romina V., Lauterecken

…Dein Bauch beim Vollbad trocken bleibt.

-Lore F., Saarbrücken

…Du Dich bei jedem Wetter an die offene
Kühlschranktüre stellst, damit Du irgendwie
Abkühlung bekommst, denn die
Kompressionsstrümpfe und das Bauchband
einfach unerträglich warm sind.

-Sandra C., Ludwigshafen

…ausschließlich Deine Vorderseite braun ist nach dem Strandurlaub, weil du keine Möglichkeit fandest, auf den Bauch zu liegen.

-Claudia I., Lorsch

…Du dem Mann schon einmal versuchst, alternative Fluchworte beizubringen. Statt einem lautstarken „FUCK!" soll er es jetzt erstmal mit „Fußfrosch!" versuchen.

-Gitta E., Sindelfingen

…Du beim Einschlafen hörst, wie du schnarchst.

-Silke U., Königstein/Taunus

…Du morgens in einem See von Speichel und Schweiß aufwachst und Dich wunderst, nicht ertrunken zu sein.

-Jana T., Berlin

…Du auf der Straße Kinderwagen ansiehst, wie
Du sonst nur heiße Kerle ansiehst.

-Klara N, Mettmann

…fremde Menschen in Deiner Umgebung Ihren
Gesichtsausdruck verändern, wenn sie merken Du
bist schwanger und nicht nur extrem fett.

-Julia A., Seligenstadt

…Dich die Frage, ob es auch wirklich nur *ein* Baby
ist aggressiv macht.

-Sophie D., Nienburg (Saale)

…Du „schwanger" und „normal" zu jeder Anfrage
bei Google hinzufügst.

-Nazira K., Köln

…Du Dich fragst, ob der Dönerladen um die Ecke
eine Bonuskarte hat.

-Hannah S., Lünen

…für Dich „aufstehen" eigentlich „aus dem Bett
rollen" bedeutet.

-Maja L., Neu-Ulm

…Du im Umkreis von zehn Kilometern alles riechen kannst.

-Justina D., Kassel

…Du denkst, dass das Ultraschallbild Deines Kindes süß ist, auch wenn es darauf wie ein Alien aussieht.

-Juliane G., Karlstein

…Deine Familie und Freunde Deinen Vornamen
vergessen und Dich nur noch „Hey Mama"
nennen.

-Linda A., Hainburg

…Dein Schlafverhalten erst dem eines Koalas und
später dem eines Vampirs ähnelt.

-Naisha Z., Raunheim

…Du alles doppelt und dreifach zählst.

-An T., Bochum

…Du erst einmal ein Nickerchen brauchst bevor
Du die Kraft findest, in's Bett zu gehen.

-Melanie V., Köln

…Du 100 neue Abkürzungen wie FA (Frauenarzt),
SSW (Schwangerschaftswoche) oder XXXX in
Dein Vokabular aufnimmst.

-Katharina C., München

…Du mehr Geschichten von älteren Damen
unfreiwillig hörst, als in Deinem gesamten Leben
zuvor.

-Ulrike U., Mömbis

…Du voller Freude Deine Tampons und Binden verschenkst und Dich auf neun Monate ohne Periode freust wie ein Kind auf Weihnachten.

-Maja B., Blieskastel

…Du mit einem Kinderriegel gleichst, denn Du hast nun auch eine extra Portion Milch.

-Olga I., Osnabrück

…Du nach dem positiven Schwangerschaftstest
bereits die Kindertagesstätten nach Prioritäten
sortierst.

-Saskia J., Frankfurt/Main

…Dein Browserverlauf nur noch aus Webseiten
rund um Babies, Schwangerschaft,
Kindererziehung und Umstandsmode besteht.

-Petra F., Leipzig

…Du nur noch die Augen verdrehen kannst, wenn
jemand einen Satz beginnt mit: „Als ich schwanger
war…"

-Caroline H., Hannover

…Du fremde Menschen fragen musst, ob sie Dein
Auto ausparken, denn mit Deinem Bauch kommst
du nicht mehr zwischen die Autos.

-Anna Ö., Lindenau

…Du ständig von Deiner Mutter genervt bist, wenn
sie etwas von Ihrer Schwangerschaft mit Dir
erzählt und Du sie darauf hinweist, dass gewisse
Sachen nicht mehr zeitgemäß sind (bspw.
Babypuder), sie allerdings nur mit den Schultern
zuckt und antwortet, dass Du ja auch groß
geworden bist.

Nadine P., Mainz

…Du von Deinem Mann und seinen Ideen Deinen
Bauch als Weltkugel, Basketball oder sowas nur
noch genervt bist.

-Paula W., Schmitten

…Du Deinen Mann dafür hasst, dass er weiterhin
Wein trinkt, Sushi futtert oder Mett verschlingt.

-Sabrina L., Bad Dürkheim

…alle Deine Freundinnen neidisch sind, sich total
für Dich freuen und gleichzeitig nur Sekt mit
Alkohol zum anstoßen mitgebracht haben.

-Najima Z., Hildesheim

…Du mit dem positiven Schwangerschaft sofort aufhören darfst zu arbeiten (wenn Du im Labor beschäftigst bist).

-Christine D., Lippstadt

…Du nicht mehr vor dem Spiegel stehst und denkst: „Der Speck muss weg!", sondern vor dem Kühlschrank.

-Julia M., München

…Du Dir Dein Leben nach der Geburt vorstellst
und Dein Motto sich zu „Babybrei statt
Arschgeweih" ändern wird (muss).

-Anja T., Bozen (Südtirol)

…alle Menschen, die wissen, dass Du schwanger
bist, Dich nur noch mit „Hallo ihr zwei" begrüßen
und Du es am Anfang noch witzig fandest, aber
jetzt nur noch genervt bist.

-Mira Z., Jena

…Du Dich nur noch aufregen kannst über die
Leute, die nicht rechnen können und jedes Mal,
wenn man sie trifft fragen: Wie? Du bist immer
noch schwanger?"

-Ildiko H., Plauen

…Du alle Schwangerenwitze kennst, Sie nicht
lustig findest und Mordgedanken entwickelst,
wenn Dir jemand wieder einen solche Witz
erzählen will.

-Verena G., Potsdam

…Ebay Kleinanzeigen und das Suchwort „Baby"
Deine erste Beschäftigung am Morgen und letzte
Beschäftigung am Abend ist.

-Vanessa R., Hanau

…Du sowohl blaue als auch rosa Babyklamotten
kaufst und Dich bei jedem Kauf fragst, was Du mit
der nicht passenden Farbe machst.

-Susanne Z., Mühlheim/Ruhr

…„Wollt Ihr wissen, was es wird?" Schwangere
wissen bescheid ⍰

-Lisa E., Berlin

…Du Deiner Mutter unendlich dankbar bist, dass
Sie Dein altes Spielzeug im Keller aufgehoben hat
und es nicht verschenkt hat.

-Agniezka L., Stettin

…Du mit Deinem Teller in das Badezimmer läufst,
um ihn in den Geschirrspüler einzuräumen und
Dich wunderst, was Du dort machst.

-Claudia H., Froschhausen

…Du Dich nie wieder über den Gang von
Pinguinen im Zoo lustig machen wirst.

-Karoline K., Mannheim

…

www.ingramcontent.com/pod-product-compliance
Lightning Source LLC
Chambersburg PA
CBHW031328250726
48656CB00005B/2031